AF314360

ÉTUDES

PAR

F. X. LAUNOY, d'Avesnes,

BACHELIER ÈS-LETTRES ET ÈS-SCIENCES, PHARMACIEN DE 1ʳᵉ CLASSE, ET DOCTEUR EN MÉDECINE, DES FACULTÉS DE PARIS.

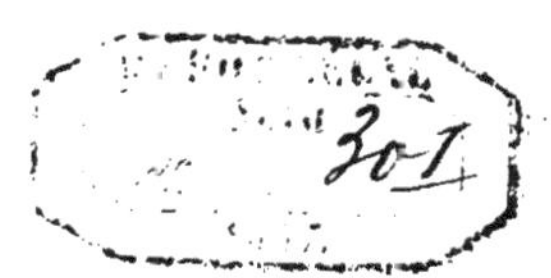

LE QUESNOY.

Imp. de V. Préseau, imp. de la Sous-Préfecture.

1857.

301

258139

21
250.

TABLE DES ÉTUDES.

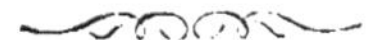

ÉTUDES.

GENÈSE ET AGONIE. [1]

I. Mercure, la plus dense des planètes, est la plus voisine du Soleil; puis viennent, par ordre de *densité décroissante* et d'éloignement, Vénus, la Terre, Mars, Jupiter, etc.

Ainsi les planètes sont d'autant plus rapprochées du Soleil qu'elles sont plus compactes.

La pesanteur régit le système solaire.

II. Sous cette loi, la Terre offre une atmosphère légère à la périphérie, puis, concentriquement, une atmosphère de plus en plus pesante, puis de l'eau, des détritus, des agrégats, des scories, et au centre le feu, l'électricité, la *forme la plus dense*

---

[1] Moïse, Zoroastre, Fo, les philosophes grecs : Thalès, Leucippe, Pythagore, etc.; — Ptoloméc, Copernic, Gilbert, Norman, Galilée, Kepler, Descartes, Leibnitz, Newton, Burnet, Hevelius, Riccioli, Whiston, Cassini, Bourguet, Buffon, Mayer, La Condamine, Herschell, Laplace, Dolomieu, Lalande, Biot, Dessaignes, Arago, de Humboldt, Duperrey, Blosseville, etc.

de la matière, *naissant* sans cesse sous la pression, et s'écoulant sans cesse vers le Soleil, entraînée par son poids.

III. La matière est unique? sans chaleur ni lumière sensibles à l'état de division; elle est brûlante et lumineuse en contraction?

La pression, la chaleur centrale des corps, *changent* les formes de la matière, et lui en donnent de plus en plus *denses*, jusqu'à réduction en électricité.

IV. Plus cette chaleur centrale a *duré* longtemps, plus les planètes sont devenues *compactes* : leur *âge relatif* peut donc se déduire du rapport de leurs densités.

Ainsi Mercure est plus *ancien* que Vénus; celle-ci a précédé la Terre; et la Terre est plus *vieille* que Mars, que Jupiter, que Saturne, etc.

V. C'est sous la loi de la pesanteur, et dans la forme électrique, que la matière s'échappe, et passe des satellites aux corps plus puissants : des planètes au Soleil. Elle s'échappe par leurs faces successivement en rapport avec l'astre attracteur, qui exerce alors sur ces faces sa puissance centripète : aspiration, volition, attraction, *le vide* par chaleur ?

VI. La gravité imprime un mouvement rotatoire

au corps circulaire mobile d'où s'échappe une veine fluide.

De même les planètes *tournent* sous l'électricité qu'elles perdent.

Elles tournent d'Occident en Orient; leur partie orientale, *allégée* à mesure qu'elle s'échauffe et perd son électricité, s'éloigne du Soleil, tandis que leur partie occidentale, plus lourde, s'en rapproche par gravité.

Le mouvement des planètes est composé : rotation et translation.

La *somme* des deux mouvements est proportionnelle *à la quantité d'électricité perdue*.

La *vitesse* de rotation est inverse de la densité, inverse de la vitesse de translation.

La *vitesse* de translation, au contraire, est comme la densité, croît comme elle, et comme la rotation décroît.

VII. La pesanteur, la pression, dégage des étincelles de la matière, d'une colonne d'eau; *elle produit la chaleur centrale* de la Terre.

Cette chaleur ne peut être qu'en *raison* de la pression, en raison de la pesanteur, qui est elle-même comme la masse de la Terre.

Donc notre globe *n'a jamais eu qu'une chaleur centrale proportionnelle à sa masse;* il n'a jamais été en *ignition* ni en *fusion* totale.

VIII. Tous les corps, l'atome lui-même, ont cette

chaleur centrale; elle a toujours été proportionnelle à leur *masse;* ils n'ont jamais été entièrement
embrasés, ou en *liquéfaction* ardente.

Mercure n'est pas plus chaud que la Terre; Saturne n'est pas plus froid que Mercure; le Soleil
n'est pas plus chaud que ces planètes; *c'est de la
matière soumise à la pesanteur.*

Plus une planète a de densité, plus sa marche
est *rapide* et sa rotation *lente.*

Or, Saturne a peu de compacité; sa translation
est lente; il se refroidit peu; sa rotation est rapide;
ses nuits sont plus courtes que celles de Mercure;
son immense atmosphère retient le calorique;
ses nombreux satellites *l'échauffent* et l'éclairent;
aussi, malgré son éloignement du Soleil, Saturne
n'est *pas froid,* pas plus froid que Mercure.

Mercure, au contraire, a une densité considé-
rable; sa translation est rapide, elle le refroidit;
sa rotation est lente, il a des nuits plus longues
que celles de Saturne; il n'a plus ni atmosphère,
ni satellites qui l'échauffent, et malgré sa proxi-
mité du Soleil, Mercure n'est pas plus chaud que
Saturne.

IX. L'intensité de la chaleur centrale, la perte
d'électricité, la densité, le mouvement et l'âge des
planètes, *s'estiment* l'un par l'autre, ils sont *pro-
portionnels.*

X. La perte d'électricité de la Terre a son summum à l'équateur. Là, la chaleur est torride, les milieux sont moins denses, et les corps sont plus pesants qu'aux latitudes ; la mer, chaude, va aux pôles, en courants marins.

XI. Le Soleil épuise plus facilement de calorique, des sections du globe moins épaisses : de l'équateur aux pôles, *la perte d'électricité, la température des milieux, et le poids des corps, décroissent* comme le *diamètre* des zônes terrestres.

Aux pôles le froid est grand, les milieux sont plus denses, les corps sont plus légers, et la mer, froide, revient à l'équateur, déplaçant des eaux moins pesantes, et contribuant à *l'augmentation* de la portion équatoriale de la Terre, par les matériaux qu'elle y charrie.

XII. Des pôles à la zône médiane, chaque hémisphère est baigné par un *courant* d'électricité qui entraîne, dirige l'aiguille aimantée et toutes les substances vers le soleil, vers des milieux plus chauds et plus légers, vers l'équateur, d'où encore le renflement de cette partie de la Terre, et *l'aplatissement* des pôles.

Dès que le Soleil se lève, ce courant d'électricité, et avec lui l'extrémité équatoriale de l'aiguille de déclinaison, se dirigent vers cet astre, et le suivent à l'horizon toute la journée, l'aiguille portant son extrémité polaire vers l'ouest, puis vers l'est, *sans en être empêchée* par le mystérieux magnétisme des pôles.

XIII. Le magnétisme terrestre est une entité *imaginaire;* ses phénomènes sont, ceux du *passage* constant de la matière dense des régions froides vers des milieux plus chauds.

Les *perturbations* de l'aiguille, pendant les aurores polaires, démontrent aussi l'existence de ce courant électrique, et le trouble qu'il éprouve alors dans sa marche.

Les plantes, l'aiguille d'inclinaison, indiquent encore la direction de ce courant.

A la zône torride, les courants n'ont plus à se *continuer* vers des milieux plus chauds et plus légers, ils deviennent *insensibles;* il n'y a plus ni déclinaison ni inclinaison; les aiguilles sont horizontales et dans le méridien terrestre, elles n'ont plus d'extrémité solaire ; les branches de l'aiguille trouvent de chaque côté de l'équateur (magnétique) des électricités et des températures équivalentes, qui les équilibrent.

XIV. Si on présente le doigt à une roue électrique en mouvement, le point de la roue en rapport avec le doigt, laisse échapper une étincelle qui éclaire et échauffe ce point. La chaleur et la lumière viennent de la roue, et non du doigt.

La Terre tourne comme la roue, et ses points successivement en rapport avec le Soleil, laissent échapper une électricité, qui nous *inonde* aussi de chaleur et de lumière, et nous fait voir le Soleil au sommet d'un *cône* lumineux. Cette chaleur et cette lumière viennent de la Terre, et *non du Soleil*. Le froid déjà grand sur nos montagnes est incommensurable au-delà : *le Soleil n'envoie ni chaleur ni lumière*.

XV. Le Soleil a, comme tous les corps, sa chaleur *centrale*, et ses émanations électriques provoquées par d'autres astres : ces émanations *l'inondent* aussi de chaleur et de lumière, qui ne sont pas sensibles pour nous.

XVI. Toute individualité céleste *provoque* en effet un mouvement de l'électricité chez les autres; ce mouvement, s'il est produit par un corps relativement secondaire, peut bien éclairer légèrement, échauffer peut-être, les corps où il se passe; il ne va pas jusqu'à leur enlever leur électricité. Ainsi, la Terre n'enlève rien au Soleil.

XVII. La Lune aussi n'enlève *rien* à la Terre, de la faible électricité qu'elle y développe. C'est cette faible électricité qui nous donne *le clair de Lune*, et nous fait voir au sommet d'un cône éclairé, la seule *portion* de la Lune opposée au Soleil, alors qu'il a *mis* en mouvement l'électricité de cette portion.

Les parties de la Lune non *influencées* par le Soleil, n'agissent pas assez puissamment sur l'électricité terrestre pour produire cet effet, et restent *invisibles*.

Si l'électricité lunaire n'était pas influencée par le Soleil, les marées de la pleine Lune, et toutes celles voisines de la syzygie d'opposition seraient les plus *faibles*, puisqu'alors le Soleil agit sur la mer en sens inverse de la Lune ; et les marées de la nouvelle Lune et celles de la syzygie de conjonction seraient les plus *fortes*, le Soleil et la Lune agissant alors sur la mer dans le même sens.

Mais il n'en est pas ainsi : les marées des deux syzygies sont sensiblement égales et supérieures à celles des quadratures, *parce que* dans la pleine Lune, l'électricité lunaire, mise en mouvement par le Soleil, a acquis une grande puissance.

XVIII. Les corps relativement plus puissants *soustraient* l'électricité des petits, et les appauvrissent progressivement. Ceux-ci, densifiés chaque jour davantage par leur chaleur centrale, se *rapprochent* sans cesse, les planètes du Soleil, et les autres satellites de leurs planètes, perdant continuellement leur électricité, et *passant* enfin à l'état d'astéroïdes ; puis un jour, plus réduits encore, les satellites *tombent* sur leurs planètes, et les planètes sur le Soleil, sous forme d'aérolithe.

Ainsi la Lune s'approche sans cesse de nous ; la Terre s'approche sans cesse du Soleil, et elles finiront par tomber, la Lune sur la Terre, et la Terre sur le Soleil, à l'état de simple caillou.

XIX. Comme les planètes, les comètes se densifient, diminuent de volume, rétrécissent leur orbite, et nous paraissent brillantes par *leur action* sur notre électricité.

Le Soleil ne leur *envoie pas de lumière;* l'épaisse et éclatante nébulosité qui enveloppe les comètes, nous est invisible dans sa partie correspondante au Soleil. Il repousse cette partie vers la queue? ou il en soutire l'électricité au point de laisser ce limbe de la comète sans action sur la Terre.

Quand le Soleil occupe un point de l'ellipse d'une comète, ce n'est qu'un des petits foyers voisins des branches paraboliques; il existe certainement au foyer principal un astre plus influent, dépendant d'un vaste système dont les comètes, les étoiles dites fixes, et le système solaire lui-même font partie.

XX. Le Soleil *fournit* son électricité, suivant les lois de la pesanteur, aux astres puissants de ce grand système. Cette électricité ne leur parvient qu'en partie; *le reste,* divisé, transformé par les espaces, par les milieux parcourus, s'arrête sur les limites des systèmes, sans densité qui le pousse vers aucun.

Là, *les atômes,* libres, s'unissent par volition, affinité, attraction, gravité relative; leur chaleur centrale croissant comme leur agrégation, augmente leur densité; ils deviennent centre de pesanteur, d'attraction, pour ce qui les environne; ils se font une atmosphère, des satellites : **ils les usent, les absorbent, les convertissent en électricité**, que le Soleil leur enlève; ils s'approchent incessamment, plus denses et plus pauvres, de cet astre, qui ne reçoit à la fin *qu'un moellon, reste d'une planète.*

XXI. *L'atôme terrestre aussi s'est accru* des matières ambiantes; puis, plus tard, des produits des végétaux et des animaux, *ses satellites*, et véritables *machines à transformer*, à solidifier la matière.

La Terre absorbera, solidifiera, usera son atmosphère et ses satellites, végétaux, animaux, Lune et astéroïdes; puis elle disparaîtra, *usée* elle-même par le Soleil.

Déjà la Lune a absorbé son atmosphère; déjà Mercure aussi a usé la sienne, et le Soleil poursuit cette planète elle-même d'une absorption incessante.

Donc, comme toutes choses, les *planètes naissent, croissent, se densifient, s'usent, et cessent d'exister.*

Elles *naissent de l'atôme*, dans la matière diffuse, loin de la puissance solaire, sur les limites du système; leur chaleur centrale les densifie : avec le temps elles deviennent puissantes relativement à la matière voisine; elles se font un cortége, une atmosphère des satellites ; et elles usent tout cela en s'approchant lentement du Soleil, qui n'a cessé de les *user* elles-mêmes, jusqu'à ce qu'il en reçoive la dernière pierre.

XXII. Ainsi s'accompliraient les principaux faits de la circulation de la matière, dans le système solaire ; l'électricité considérée comme signe ultime de la matière et de la densité.

L'hypothèse contraire, celle de la pluralité de matières, d'électricités, celle de leur légèreté, con-.duirait également à démontrer la chaleur, les volitions, la pesanteur, la puissance des masses.

On peut aussi supposer le Soleil envoyant chaleur et lumière, d'un milieu dense à une périphérie plus rare ; ou d'un centre chaud et léger, au surplus de son système graduellement plus dense ; *ou la chaleur des corps faisant des vides réciproques*, etc.

Mais quelque part que soit la vérité, l'élément primordial des corps reste toujours infinitésimal.

XXIII. La création révélée est du domaine de la foi.

L'étude assigne aux choses une origine atomique.

On a fait prévaloir dans la science, l'idée d'une terre primitivement incandescente, en fusion ignée. Cette supposition est *erronée*. Elle implique d'ailleurs *l'absence* de tous spécimens, graines, rudiments de plantes et d'animaux, et forcerait à admettre leur génération atomique et spontanée.

Ils ont en effet dû commencer par l'atôme, par génération spontanée, par volition, chaleur, pesanteur, attraction, électricité de l'atôme.

XXIV. Chaque chose *est animée, sent, pense, et veut*, dans la mesure des organes que *ses volitions* et le temps lui ont donnés.

Les espèces terrestres vont de génération en génération, à travers les siècles, *se modifiant* par volition incessante, se transformant, acquérant de nouveaux organes, de nouvelles facultés, *croissant* en perfection, en densité, en volume, *en longévité*, tant qu'elles sont dans des milieux favorables.

Elles peuvent, les milieux changeant, perdre les perfections acquises, les recouvrer, *prendre de nouvelles formes, de nouveaux organes*, les perdre, s'éteindre.

Elles appliquent diversement leurs volitions : les nôtres tendent sans cesse à nous donner les formes et les perfections divines, selon l'idée que nous nous faisons de Dieu ; l'éléphant s'efforce d'augmenter sa masse, la tortue sa carapace, le lion ses moyens d'attaque, d'autres leurs moyens de défense, les plantes à prendre telle forme, etc., et toutes les espèces parviennent avec le temps et des milieux convenables, à se donner densité, volume, perfection, durée.

Ainsi la masse, la perfection organique, la longévité des espèces, indiquent généralement *leur antériorité* d'apparition sur la Terre.

XXV. Les investigations de la science n'auront jamais, en ces matières, une certitude qui puisse inquiéter les spiritualistes ; la doctrine révélée continuera à consoler, à fortifier, à moraliser : les destinées prospères de l'humanité sont en effet liées aux salutaires influences du dualisme. Nous avions hâte de nous arrêter, pour nous incliner devant la sagesse de ses auteurs, et nous humilier devant la grandeur de Dieu.

FIÈVRE TYPHOÏDE.

TRAITEMENT.

I. Un médecin de Saint-Pétersbourg a indiqué le lait contre la fièvre typhoïde.

Honoré donnait le petit lait.

Hippocrate, Celse, Pringle, Sydenham, Stoll, Hoffmann, Boherhaave, etc., ont donné le lait dans des situations diverses.

L'enfant prend le lait maternel, substance qui a déjà subi l'élaboration animale, chyle presque tout fait ; il ne prend pas d'autres aliments, ses organes trop faibles ne les chylifieraient pas.

Le malade adulte est souvent comme l'enfant, incapable de chylifier aucun aliment. Il conserve au contraire long-temps la faculté d'absorption, puisque les liquides qu'il ingère, passent en urine, jusqu'à la dernière extrémité : aussi est-ce avec profit, qu'on lui donne à absorber un produit presque tout récrémentitiel comme le lait.

II. Dans la fièvre typhoïde, et aussi dans le typhus, la faculté digestive n'est pas primitivement
éteinte, et si elle se perd plus tard, ce n'est que
sous une mauvaise direction.

En 1814, Pougens reçut dans ses salles 200 malades du typhus ; il fit la médecine du symptôme,
et donna en outre du fort bouillon et du vin géné-
reux toutes les trois heures : pas un homme ne
succomba ; tandis que plusieurs périssaient chaque jour, dans les services voisins où l'on n'ali-
mentait pas les malades.

Dans le typhus donc, l'on peut, l'on doit nourrir.

III. Dans la fièvre typhoïde, lorsqu'on a mal
dirigé l'affection, le malade a la langue sèche,
dure, brune, rugueuse ; il a une soif ardente,
des selles nombreuses, le ventre maculé ; son
cœur bat tumultueusement ; il y a épistaxis, hé-
morrhagie intestinale, fièvre violente, des troubles
nerveux, délire, surdité, stupeur.

Si on donne à ce malade de l'eau, elle est ab-
sorbée, mais les accidents continuent, les organes,
privés de chyle, leur élément fonctionnel, s'ir-
ritent, et leur trouble s'ajoute à la maladie.

Les médicaments ne peuvent pas, plus que l'eau,
tenir lieu de chyle, la plupart empirent l'état du
malade, et si quelques-uns, comme les antimoniaux, les purgatifs salins, modèrent un instant la
fièvre, et semblent préparer les organes à des
fonctions normales, il faut cependant se hâter de

rendre à ceux-ci leur agent vital naturel, du chyle, sous peine de perdre le bienfait du médicament.

Le lait d'amandes, les lochs, les bouillons animaux, l'eau d'orge, l'eau albumineuse, les boissons nutritives enfin, remplissent l'indication d'un moment, s'il reste au malade quelque puissance chylificatrice ; si au contraire cette faculté n'existe plus, les parties alimentaires des boissons ne sont plus absorbées ; elles ne sont pas du chyle ; la maladie persiste.

Mais si on donne du lait à ce typhoïdé, son cœur se calme, la fièvre diminue, la soif cesse, la langue s'humecte, les troubles nerveux s'amendent ; les selles sont moins nombreuses, plus liées ; les taches abdominales s'effacent, le délire, la surdité, la stupeur disparaissent ; et tous ces accidents ne se fussent pas produits, si le lait eût été donné plus tôt.

Dans la fièvre typhoïde donc aussi, l'on peut, l'on doit nourrir le malade ; la nature de l'aliment, seule, fait question.

IV. On prescrit le lait.

Si les selles sont rares, ou si elles le deviennent sous l'influence du lait, on donne un verre d'eau de sedlitz chaque jour.

On a également recours à ce moyen, quand, malgré l'usage du lait, la langue reste sèche, et que la fièvre ne cède pas assez promptement.

V. Les typhoïdés accusent parfois de l'oppression, de l'étouffement, un poids à la région ster-
no-gastrique; de faibles purgatifs salins soulagent
alors le malade, si le ventre n'est pas relâché;
dans le cas contraire, on essaie les antimoniaux.

VI. La fièvre, chez la plupart des malades dont
l'état est devenu grave, a des redoublements pé-
nibles, qu'on ne tente pas de combattre par le
kina; le lait suffirait sans doute, mais on donne
en même temps avec succès le sel de sedlitz,
principalement lorsque la langue est sèche et la li-
berté des selles nulle. Quand il y a relâchement,
et que l'estomac n'est pas douloureux, on emploie
avec avantage contre ces redoublements, les antimoniaux à doses non vomitives et répétées.

L'émétique et ses congénères s'administrent
contre l'oppression, la toux et l'exaltation fébrile
seules; dès qu'elles ont cessé, il faut renoncer au
médicament, qui paraît sans valeur contre l'état
typhoïde lui-même.

VII. Dans une maladie mal conduite, la faculté
d'absorption est quelquefois perdue, et le lait
passe dans les selles sans modification; on donne
alors le petit lait, ou l'on ajoute au lait de la
gomme, du s. nit. de bismuth, de la corne de cerf
calcinée, du bi-carb. de soude, de la canelle, du
s. carb. de fer, de l'ammoniaque, de la teinture
d'iode, de rataphia, de colombo, de kina, de noix

vomique, des opiacés, des antispasmodiques, etc.,
selon l'opportunité ; mais ces additions ne tardent
pas, pour la plupart, à produire ou à augmenter la
sécheresse de la langue, l'agitation, et l'on doit se
hâter d'y renoncer, et se confier au lait seul, dès
qu'il est mieux absorbé.

VIII. A des débuts estimés prodromiques de la
fièvre typhoïde, on a opposé la saignée, l'eau, le
petit lait, le lait pur ou iodé, les vomitifs, les purgatifs, le sulfate de quinine, l'opium, la thériaque,
les alcooliques, les essences, etc., et ces moyens
ont parfois réussi promptement.

On peut laisser la maladie se dessiner tout à fait,
sous une diète aqueuse et de légers laxatifs, em-
ployant au besoin les émissions sanguines, et les
antimoniaux à doses réfractées, contre les dou-
leurs congestives, la toux, un mouvement de fièvre
exagéré, jusqu'à ce que l'état typhoïde soit dégagé
de ces épiphénomènes.

On administre alors le lait. Il rend aux organes
leur incitateur nécessaire, vital, le chyle, et leur
permet bientôt de dominer le trouble, le rhythme
anormal, qui caractérise la maladie.

Mais nous pensons que le lait peut être donné
utilement de prime-abord, s'il n'y a pas de doute
sur la nature du mal, ou de contre-indication
dans les symptômes.

PHTHYSIE. [1]

TRAITEMENT.

I. Les causes qui produisent des symptômes de phthysie sont nombreuses, et les moyens de guérir varient comme elles.

II. La saignée, la diète, l'aconit, la belladone, la jusquiame, la digitale, la phellandrie, la ciguë, les vireux, les narcotiques, s'emploient : mais il est des praticiens qui craignent d'émousser la sensibilité des phthysiques.

On prescrit l'iode ; panacée qui n'est pas sans déceptions et sans nocuité.

On conseille les excitants, les toniques, les as-

---

(1) De Haen, Raulin, Desbois, Baumes, Malet, Desault, Leign, Morton, Brieude, Laennec, Portal, Bayle, Louis, Andral, etc.

tringents, les hémostatiques, une riche alimentation, l'huile de poisson, les eaux minérales, le sel marin, le fer, l'exercice, le cheval, la voiture, les voyages en chemin de fer, sur mer, etc.

On utilise souvent la sympathie irritative, la possibilité de révulsion, de métastase, qu'on croit exister entre les poumons et des organes éloignés. Ainsi on prescrit les dérivatifs, les révulsifs, à la peau, sur les intestins, vers les organes génitaux.

Le traitement de l'angioleucite, de la phlébite, de la résorption purulente, est quelquefois nécessaire.

On fait aussi usage de mercure, d'arsénic, ou de tout autre agent thérapeutique, suivant l'indication des causes et des effets.

III. Un insuccès final et rapide, attend le praticien qui voudrait appliquer indistinctement à tout symptôme de phthysie, une substance, un médicament, ou même une médication unique.

IV. Il y a des phthysies incurables; mais bon nombre d'autres ne seraient pas funestes, si les causes en étaient mieux connues, le traitement mieux institué ou moins tardif.

NOTES

SUR DIVERSES AFFECTIONS.

L'eau-de-vie, l'essence de térébenthine, le chlo·
roforme opiacé, le vinaigre, les bains chauds sa-
lés, ont guéri des cholériques.

L'ail a arrêté des diarrhées, des cholérines.

L'acide gallique à l'intérieur, est utile contre
certaines turgescences utérines, dans diverses an-
gines et affections de la bouche.

Le même acide uni à l'opium et employé ex-
térieurement, a des succès contre des maladies
cutanées, le prurit vulvaire.

La créosote appliquée, sanifie, referme l'ori-
fice utérin.

Les stupéfiants, les narcotiques, à l'intérieur,
ont mené à bonne fin des fièvres éruptives, des
altérations de tissus.

Le kina donné seul, n'est pas curatif de l'état
typhoïde confirmé : si la guérison se produit sous

son administration, c'est d'abord que l'on a en même temps nourri le malade, et que le plus souvent aussi on a donné un sel de potasse, de soude, de magnésie, des antimoniaux, l'ipéca, des narcotiques, la magnésie, des oxydes de fer, de bismuth.

L'analogie des résultats que fournissent ces substances, paraît, pour les sels, appartenir aux bases.

Dans la stomatite, divers sels à base de potasse, de soude, de magnésie, remplacent très bien aussi le chlorate de potasse.

Ces sels semblent, dans bien des cas, reconstituer, ranimer normalement nos fluides, ce bain électrique de la machine humaine.

Des maladies goutteuses, rhumatismales, des fièvres intermittentes, cèdent au traitement des maladies typhoïdes, sans le secours du kina. Le sous-carb. de fer à hautes doses, termine bien ces diverses affections.

On a vu l'ophthalmie, l'angine, différentes fièvres, l'apoplexie, des rhumatismes, des furoncles, succéder à l'hydrothérapie, à une saison passée aux eaux, aux bains de mer.

INSTITUTION A FONDER.

CAISSE PERPÉTUELLE

DE DOTATION MÉDICALE.

Tout docteur reçu en France, pourra donner à l'Institution, telle somme qu'il voudra : la caisse lui en paiera une rente viagère et annuelle, composée :

1° De l'intérêt du capital donné, au cours des rentes sur l'Etat, au moment du versement;

2° D'une part dans les rentes acquises à la caisse par décès.

Cette part sera proportionnelle à l'âge et à l'apport du donateur.

Dans l'avenir, les administrateurs, appréciant l'état prospère de la caisse, pourront chaque année, fixer un dividende pour les veuves et les orphelins.

FINANCES.

Annuler chaque année une partie du grand-livre de la dette publique.

Rembourser le rentier avec des billets de la dette perpétuelle, admissibles dans les caisses de l'Etat.

Ainsi remboursé, le rentier userait des billets pour ses affaires, ou il les verserait au trésor contre des bons à vue, remboursables en billets de la dette, et portant jusqu'à présentation un intérêt payable comme la rente, en espèces métalliques.

L'Etat pourrait remettre ces billets en circulation.

Le même système serait appliqué au capital et aux caisses des chemins de fer et autres sociétés anonymes.

L'Etat ne recevrait en paiement que les billets des compagnies pourvues de cette faveur par des lois spéciales.

Ces mesures donneraient au trésor les fonds nécessaires aux services de l'Etat; elles procureraient à la France un signe d'échange suffisamment abondant, et l'avantageuse suppression des éléments habituels des opérations de Bourse.

REPEUPLEMENT

DES CAMPAGNES.

L'exagération des octrois, des impôts, du prix des loyers et de toutes choses dans les villes, rétablira toujours l'équilibre entre les populations urbaines et celles des champs.

COLONISATION.

I. Décider que :

Nonobstant les titres de propriété ou de con-
cession, tout individu peut mettre en culture, en
Algérie, les terrains non cultivés; il y peut bâtir,
pratiquer toute extraction, toute industrie.

Il en fait déclaration à l'autorité.

Il devient propriétaire de la portion qu'il a mise
en valeur, et il a le droit de vendre.

Il encourt déchéance et le cessionnaire aussi,
dès que la terre retombe en friche.

Tout autre peut alors la cultiver, et en devenir
ainsi propriétaire.

II. Faire des puits artésiens et des stations à
travers le Sahara, d'étape en étape, jusqu'au centre de l'Afrique.

CRITIQUES DU LECTEUR.

www.ingramcontent.com/pod-product-compliance
Ingram Content Group UK Ltd.
Pitfield, Milton Keynes, MK11 3LW, UK
UKHW031726170726
13836UKWH00001B/473

9 782329 439266